LA TECHNIQUE

DE

L'AUSCULTATION PULMONAIRE

A L'USAGE

DES ÉTUDIANTS EN MÉDECINE

PAR

Le Dr Ch. LASÈGUE

PROFESSEUR DE CLINIQUE MÉDICALE A LA FACULTÉ DE MÉDECINE DE PARIS,
MÉDECIN DE L'HOPITAL DE LA PITIÉ
MEMBRE DE L'ACADÉMIE DE MÉDECINE, ETC.

PARIS
ASSELIN ET Cie, LIBRAIRES DE LA FACULTÉ DE MÉDECINE
Place de l'École-de-Médecine

1881

LA TECHNIQUE

DE

L'AUSCULTATION PULMONAIRE

A L'USAGE

DES ÉTUDIANTS EN MÉDECINE

PAR

Le Dr Ch. LASÈGUE

PROFESSEUR DE CLINIQUE MÉDICALE A LA FACULTÉ DE MÉDECINE DE PARIS,
MÉDECIN DE L'HOPITAL DE LA PITIÉ
MEMBRE DE L'ACADÉMIE DE MÉDECINE, ETC.

PARIS
ASSELIN ET Cie, LIBRAIRES DE LA FACULTÉ DE MÉDECINE
Place de l'École-de-Médecine

1881

LA TECHNIQUE

DE

L'AUSCULTATION PULMONAIRE

961-80. — Corbeil — Typ. et stér. Crété.

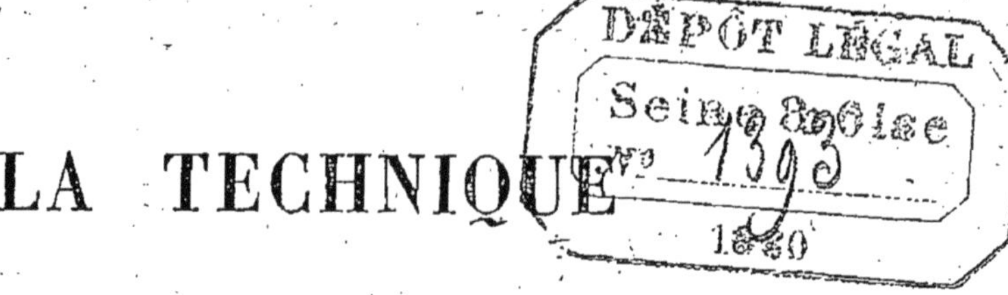

LA TECHNIQUE

DE

L'AUSCULTATION PULMONAIRE

À L'USAGE

DES ÉTUDIANTS EN MÉDECINE

PAR

Le Dr Ch. LASÈGUE

PROFESSEUR DE CLINIQUE MÉDICALE A LA FACULTÉ DE MÉDECINE DE PARIS,
MÉDECIN DE L'HOPITAL DE LA PITIÉ,
MEMBRE DE L'ACADÉMIE DE MÉDECINE, ETC.

PARIS
ASSELIN ET Cie, LIBRAIRES DE LA FACULTÉ DE MÉDECINE
Place de l'École-de-Médecine

1881

INTRODUCTION

Si cet opuscule était digne d'une dédicace, je l'aurais dédié à Laennec. J'ai fait de mon mieux pour ne pas laisser s'éteindre ou s'effacer l'œuvre originale du maître des maîtres.

L'expérience nous enseigne, non sans amertume, combien les traditions perdent vite leur vitalité. L'auscultation est, comme tous les faits acquis et consacrés, à l'abri de la critique; mais, par contre, elle n'éveille plus ni la passion scientifique ni la recherche curieuse.

Mon désir a été de stimuler le zèle des élèves, de leur signaler les difficultés de la route à parcourir et de les associer à la satisfaction que doit éprouver tout médecin quand il franchit un obstacle, dans une profession où les obstacles se multiplient à chaque pas.

Les manuels et les traités d'auscultation sont nombreux, excellents et justement appréciés.

Ce petit livre, tout modeste et voué à la clinique étroite, ne fera pas double emploi; je ne l'aurais pas écrit si la pratique de l'enseignement, au lit du malade, ne m'en avait montré l'utilité.

TABLE DES MATIÈRES

FIN DE LA TABLE DES MATIÈRES.

LA TECHNIQUE

DE

L'AUSCULTATION PULMONAIRE

I

On entend par Technique de l'auscultation l'ensemble des procédés les mieux appropriés à la recherche et au classement des bruits qui se passent dans la poitrine, en vue de leur utilisation médicale.

Les perceptions auditives ainsi utilisées pour le diagnostic des maladies pulmonaires peuvent être envisagées : au point de vue de leur mode physique de production ou de leurs applications à la médecine.

La supposition qu'on donnera à l'étude de ces phénomènes une *base scientifique* en remontant aux lois physiques qui les gouvernent est en désaccord avec l'expérience. L'instrumentiste exécutant ne gagne rien à être un physicien pour tirer de son instrument le meilleur parti musical. De même, le médecin qui veut et doit devenir un *virtuose* en auscultation relègue au second plan les notions physiques comme une curiosité accessoire.

On a essayé sans succès d'infirmer cette règle qui, depuis Laennec, s'impose à la pratique.

Les perceptions auditives de l'auscultation échappent d'ailleurs au classement méthodique des *sons*. Suivant l'expression d'Helmohltz, elles ne valent, *comme tous les bruits*, que par les inductions auxquelles elles conduisent. Or tout essai de théorie musicale des *Bruits* est condamné d'avance : la nomenclature même en est empruntée à des assimilations grossières, comme la crépitation au bruit du sel projeté sur des charbons, l'égophonie au cri de la chèvre.

Nos connaissances sur la cause intime et le mode de production des bruits les plus importants à constater se réduisent à des conjectures : le frottement pleurétique est attribué à la friction imaginaire des deux parois du sac pleural, les râles humides de types variés s'expliquent par des sécrétions bronchiques plus ou moins visqueuses, etc.

Avec la diversité, la mobilité et la multiplicité des bruits perçus par l'auscultation, non seulement il n'est pas blâmable, mais il est bon de s'en tenir à ces à peu près.

L'auscultation de la poitrine fournit au clinicien des points de repère, des indices et jamais des signes pathognomoniques. En accordant que certains de ces indices puissent à l'occasion faire fonction de signes, il est plus avantageux d'en restreindre que d'en exagérer la valeur.

La tendance trop commune à réduire l'auscultation aux phénomènes *maxima* et à éliminer les bruits supposés accessoires, secondaires, etc., comme insignifiants, est pernicieuse, et c'est surtout en vue de la combattre que ce recueil de conseils techniques a été composé.

II

Manuel opératoire. — L'auscultation immédiate est la seule usitée, quand elle est possible; l'auscultation médiate, à l'aide du stéthoscope, n'a lieu que dans les cas où la disposition des parties ne permet pas l'application exacte de l'oreille ou quand on a intérêt à limiter la sphère d'extension d'un bruit.

Les modèles de stéthoscopes sont peu variés et le choix est indifférent; le meilleur est celui dont on a pris l'habitude par un usage prolongé. Il en est de cet instrument comme des outils favoris de tous les ouvriers.

Le manuel opératoire de l'auscultation pulmonaire se réduit à un petit nombre de règles :

Ausculter à nu, en acceptant tout au plus, et encore pour des raisons extra-médicales, l'interposition d'un linge fin de toile ou de coton.

Faire asseoir le malade ou le faire coucher, en le maintenant assis sur son lit. La pratique de l'hôpital nous rend à tous cette dernière posture plus familière et par conséquent plus commode. Pour l'examen de la paroi antérieure de la poitrine, la position demi-couchée en appuyant le dos sur un oreiller est la meilleure.

Le médecin a intérêt à ce que la poitrine du malade reste au niveau de son oreille ; trop bas, la tête se congestionne et l'ouïe devient moins délicate ; trop haut, l'oreille ne s'adapte pas strictement sur la peau, c'est une des raisons qui motivent le précepte de ne pas ausculter les malades debout.

Ne pas permettre au malade de prendre un point d'appui sur ses membres supérieurs.

Exiger qu'il respire par la bouche et non par les narines.

Le tenir, pendant toute la durée de l'opération, pour ainsi dire en haleine, en l'encourageant, en modifiant la fréquence et l'activité de la respiration, en le soumettant à une sorte d'entraînement qui l'associe à la recherche et en fasse un collaborateur.

Lorsque les sujets se prêtent mal, soit négligence soit maladresse, à cette discipline, il convient de les préparer par une gymnastique respiratoire avant d'appliquer l'oreille. On examine alors, à nu, le mécanisme de la respiration, on rectifie les mouvements et on assure la docilité du malade.

Il ne faut pas oublier, et nous oublions aisément, que la respiration est un acte semi-volontaire et que le succès de l'auscultation dépend du plus ou moins de bonne volonté, je dirais presque de zèle qu'apporte le malade à l'examen.

En dehors de ces données générales, le manuel opératoire comporte quelques indications spéciales.

Il importe, avant d'ausculter, de constater la conformation du thorax. Depuis la gibbosité évidente jusqu'aux moindres torsions du rachis, les déviations, quelles qu'elles soient, ont pour effet de modifier le murmure respiratoire. Le côté incurvé donne une inspiration moins profonde et plus rude, une expiration moins silencieuse. Lorsqu'il s'agit d'établir un parallèle entre les deux poumons, ou d'estimer le plus ou moins de pénétration de l'air, on doit tenir compte de la symétrie thoracique, et ne pas attribuer à une autre cause l'inégalité de la respiration qui en résulte. L'incurvation de la cage thoracique s'accuse par des maxima et des minima d'intensité respiratoire dans le poumon comprimé, qu'elle n'affecte pas également dans sa totalité.

C'est pour l'auscultation des sommets que cette constatation préalable est surtout nécessaire, et c'est là que ses effets sont souvent les plus marqués.

III

Topographie. — L'auscultation ne doit pas être limitée à un point de la poitrine, elle doit porter sur tout l'appareil respiratoire. Précepte en apparence puéril et trop rarement observé !

Un double procédé de recherche est à employer.

D'abord examiner sommairement l'ensemble et rassembler l'examen sur le point ou les points qui semblent fournir les indices principaux. Ainsi, étant donné un souffle caverneux localisé, l'étudier isolément, en reconnaître la nature et l'étendue. Cette constatation faite, reprendre l'auscultation d'ensemble, en partant du foyer, en notant zone par zone les variations respiratoires ; étudier ensuite les deux côtés pour établir une comparaison.

La condition indispensable de toute bonne auscultation est de ne rien omettre.

Je ne saurais trop insister sur ce précepte. Le plus souvent on se borne à la première recherche, et le foyer une fois déterminé devient le seul objectif; le reste est considéré comme sans intérêt. C'est une erreur capitale qui aboutit à immobiliser artificiellement des lésions essentiellement mobiles et par suite à méconnaître leur évolution dans l'espace.

J'insiste également, dans le même ordre d'idées, sur la nécessité d'ausculter la région sus-clavière à l'aide du stéthoscope et la région axillaire par l'oreille, ce qu'on fait rarement.

Afin de se préserver de toute omission, il convient de dresser une carte topographique de la poitrine et de distinguer les régions suivantes ; à droite et à gauche :

1° Fosse sus-épineuse ; dans la fosse sus-épineuse, point maximum de la respiration trachéo-bronchique dans un triangle circonscrit par la colonne vertébrale, le bord supérieur du trapèze et une ligne imaginaire allant de la 1re vertèbre dorsale au trapèze. Les retentissements qui ont lieu en ce point sont d'une grande importance et d'une délicate interprétation.

2° Fosse sous-épineuse limitée en haut par la crête de l'omoplate, et en bas par une ligne horizontale partant de la 7e dorsale pour arriver au bord axillaire en touchant la pointe.

3° Base. Latéralement, région axillaire, à séparer en creux ou fosse axillaire et base.

En avant, 1° région sus-clavière, triangle trop bien circonscrit pour qu'on ait à le limiter.

2° Fosse sous-clavière limitée en haut par la clavicule et séparée de la base antérieure par une ligne supposée passer au milieu du poumon.

Ces divisions topographiques représentent toutes des couches horizontales ; les divisions verticales du sommet à la base des poumons ne répondent qu'à des indications moins utiles.

Il faut se rappeler que les notions fournies par l'auscultation sont fugaces. L'oreille ne perçoit qu'assez vaguement les *bruits*, et toute perception vague ne sollicite pas la mémoire. Même pour la comparaison des deux côtés de la poitrine, chez le même sujet, l'observateur est obligé d'y revenir à plusieurs reprises. Ces données demi-distinctes s'effacent vite. Le praticien le plus expérimenté ne se rappelle que les signes *maxima* caractéristiques et presque pathognomoniques ; il ne se souvient pas des nuances, et je le mets au défi d'exposer, huit jours après, les à peu près qu'il a constatés huit jours avant.

Pour parer à cet inconvénient certain, j'ai fait dessiner par un de mes élèves des schèmes dont je donne ci-joint des modèles de dimension réduite.

Ces dessins au trait sont d'un prix insignifiant ;

Fig. A. *Face antérieure.*

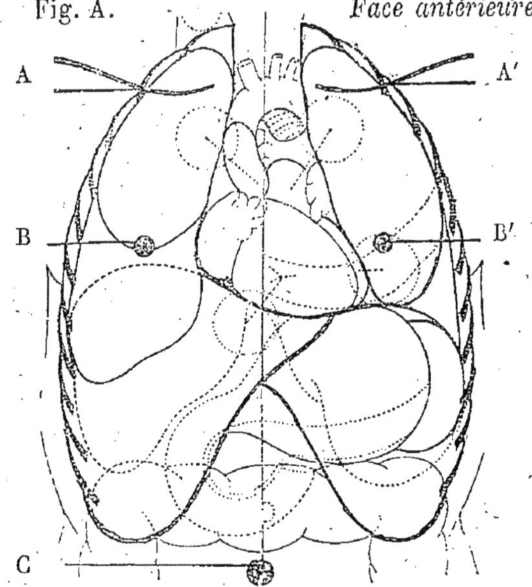

A. Clavicule droite. — B. Mamelon. — A'. Claviculegauche. — B'. Mamelon. — C. Ombilic.

Fig. B. *Face postérieure.*

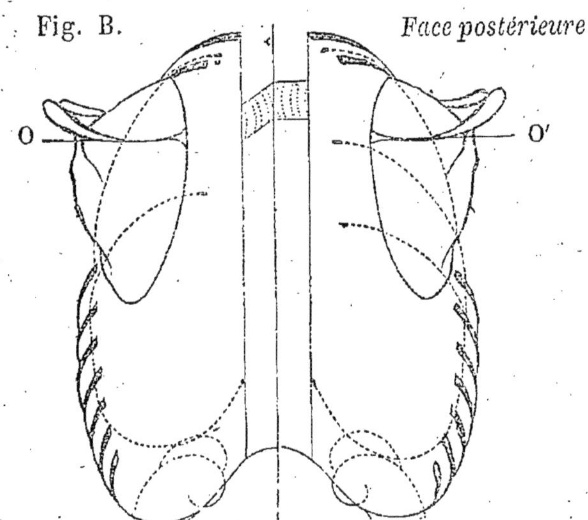

O. Épine de l'omoplate, côté gauche. — O'. Épine de l'omoplate, côté droit.

mais, à la rigueur, on peut les remplacer par un schème plus grossier que chacun esquisse à son gré et dont je donne également un échantillon.

ESQUISSES SCHÉMATIQUES.

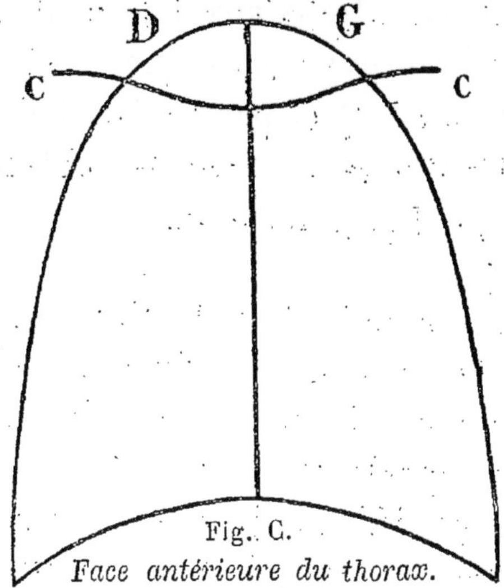

Fig. C.
Face antérieure du thorax.
C, C. Clavicules. — D. Côté droit. — G. Côté gauche.

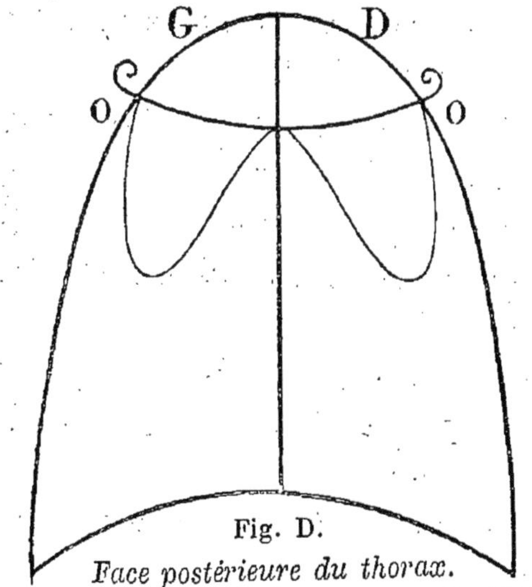

Fig. D.
Face postérieure du thorax.
O. Omoplates. — G. Côté gauche. — D. Côté droit.

Ces cartes muettes sont destinées à donner une valeur *visuelle* aux phénomènes auditifs.

La notation des perceptions stéthoscopiques, simples bruits soustraits aux lois mathématiques des sons, est beaucoup plus vague que la notation de la musique ou de la parole. On l'obtient par des procédés différents, dont le médecin détermine à son gré la signification.

On peut, comme l'a fait M. Vigroux, indiquer par des signes conventionnels: points, petits ronds, barrettes, rayures, hachures, etc., les bruits dont on veut consigner la nature et l'étendue. On peut, et c'est le procédé que j'emploie de préférence, teinter les espaces occupés par les bruits et indiquer par des renvois le sens des teintes ainsi appliquées. On se sert avec avantage des crayons bleu et rouge pour ces indications.

Je préfère ce mode de notation, parce qu'il permet mieux que les autres de relater, en regard du schème, indépendamment des bruits adventices, l'intensité de l'inspiration et de l'expiration et le timbre.

En outre, la lecture du diagramme est facile à tout médecin sans qu'il ait besoin d'avoir la clef des signes de convention.

Dans les cas où on tient à ce que le malade au-

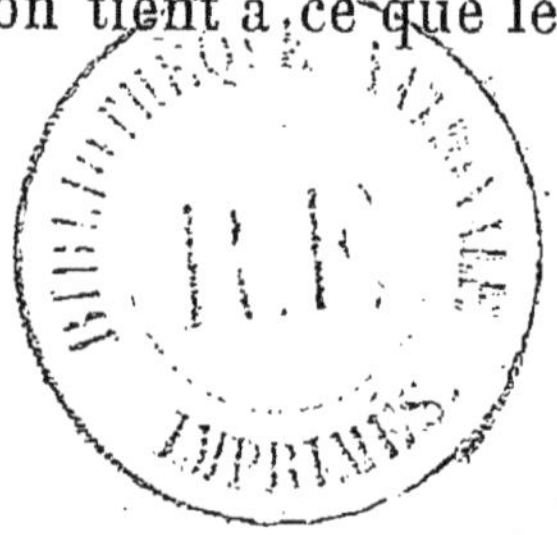

quel le schème est remis n'en devine pas le sens, le premier mode a des avantages.

On trouvera ci-dessous un exemplaire de chacun de ces deux schèmes représentant l'auscultation d'un malade; et que j'emprunte à l'excellente thèse d'un de mes élèves, le Dr Levrat.

Face antérieure.

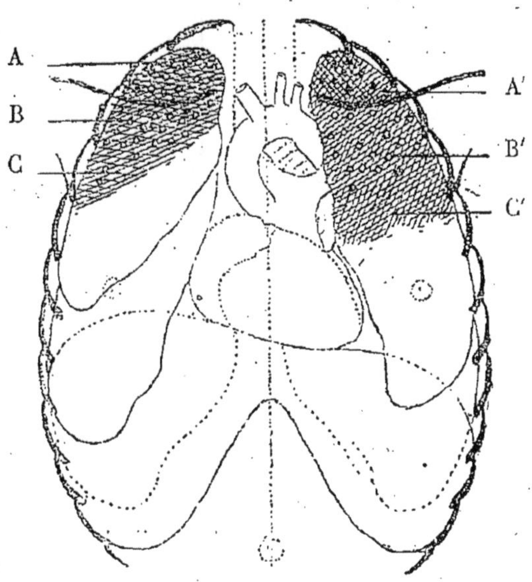

Fig. M.

A. Craquements. — B. Râles sous-crépitants. — C. Matité et voix très peu retentissante. — A'. Craquements. — B'. Râles sous-crépitants. — C'. Matité, peu de retentissements de la voix et de la toux.

Face postérieure.

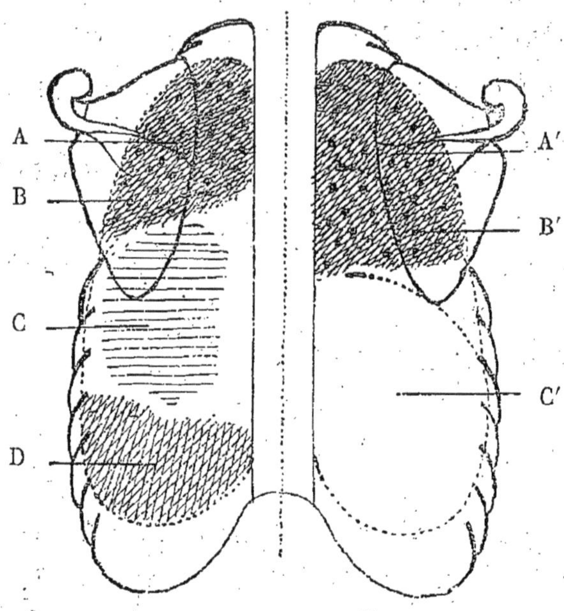

Fig. N.

A. Matité et expiration prolongée, un peu de résonnance de la voix. — B. Craquements. — C. Respiration un peu rude. — D. Respiration peu distincte, rétraction du thorax par suite d'ancienne pleurésie. — A'. Matité, expiration prolongée, résonnance de la voix et de la toux. — B'. Craquements. — C'. Respiration normale.

Plus on multipliera les diagrammes dans le cours d'une maladie pulmonaire chronique, mieux on sera renseigné sur la marche de l'affection.

J'aurais voulu, si l'espace l'avait permis, joindre à ces simples modèles l'histoire graphique d'une phthisie, auscultée pendant des années, de mois en mois, plus souvent ou plus rarement, selon les incidents. Ce qui m'est impossible ici, chaque élève ou chaque praticien peut le faire à son usage.

Il conserve ainsi un dossier bien autrement facile à dépouiller que les observations écrites. Quoi de plus aisé d'ailleurs que d'ajouter, sur la feuille schématique, les symptômes utiles à noter, en dehors de l'auscultation !

IV

J'ai énuméré les précautions à prendre pour mener à bien l'examen stéthoscopique, pour en garantir la correction et l'exactitude. Après avoir montré comment on doit écouter, j'ai à indiquer ce qu'on doit ou ce qu'on peut entendre.

Analyse et classement des phénomènes auditifs. — Respiration. La respiration normale se compose de deux temps, l'inspiration et l'expiration, solidaires l'une de l'autre, soumises en partie à la volonté, et dont les rapports varient sous diverses influences pathologiques.

Je n'ai aucun scrupule de reproduire cette proposition banale, sachant par expérience combien les élèves ont de tendance à se dispenser d'une si simple analyse.

L'in et l'expiration doivent être envisagées isolément. Leur étude peut se décomposer ainsi :

A. Intensité du murmure.

B. Rhythme ou succession à intervalles plus ou moins éloignés.

C. Tonalité, d'une détermination si difficile que les termes manquent pour l'exprimer.

D. Timbre, à caractériser seulement par des comparaisons avec d'autres bruits.

E. Bruits adventices trop indécis pour rentrer dans la classe des râles proprement dits : rudesse, défaut de souplesse, etc.

F. Respiration muette ou silencieuse.

La respiration peut être masquée par des ronchus ou des bruits adventices, mais l'auscultation n'est correcte qu'à la condition de dégager la respiration vraie de ces bruits supplémentaires, de ne jamais la perdre de vue et de se rendre un compte exact des caractères qui lui sont propres.

Quelque difficulté qu'elle présente, cette recherche analytique est toujours possible. L'oreille s'aiguise, et après un suffisant exercice, elle acquiert une aptitude qui ne se perd plus.

Étant donnés, par exemple, des râles muqueux agminés ou disséminés dans l'étendue des deux poumons, il faut discerner, en dessous, la qualité de la respiration et faire ainsi deux parts : l'une au bruit adventice, l'autre à la modalité respiratoire.

Je passerai successivement et sommairement en revue les éléments que j'ai énoncés plus haut comme devant fournir autant de sujets séparés d'étude.

A. *Intensité.* — L'intensité de l'inspiration est indéfinissable. Elle est supposée représenter la pénétration plus ou moins active et profonde de l'air dans les rameaux bronchiques.

Elle varie depuis un murmure lointain, à peine perceptible, jusqu'aux sonorités presque éclatantes qui confinent aux souffles proprement dits.

L'inspiration semble d'autant pl us active qu'elle est plus sonore. Si on souffle à force égale dans un tube lisse ou dans un tube rugueux, on a peine à se défendre, en entendant les deux bruits, de la pensée que l'impulsion de l'air a été moins forte dans le tube lisse.

L'inspiration rugueuse tient à une lésion superficielle, trachéale ou bronchique, et ne donne la note vraie ni de la puissance aspirative du poumon ni de la quantité d'air inspiré.

L'inspiration silencieuse est un phénomène négatif et, comme tous les faits de cet ordre, elle supprime l'interprétation. On doit, en pareil cas, solliciter des efforts respiratoires, par la toux, la marche s'il est possible, la succession tantôt lente, tantôt précipitée des mouvements respiratoires, etc. C'est surtout en exigeant une inspiration énergique après une quinte de toux artificielle, qu'on a chance d'entendre l'inspiration.

Quel que soit son mode, l'inspiration n'est pas, même à l'état régulier, égale dans toutes les régions thoraciques. Il importe donc d'en étudier la distribution topographique soit chez l'individu sain, soit chez le malade. Les points essentiels à comparer de chaque côté sont les triangles sus-épineux et la base en arrière, les régions sus et sous-clavière, et la base en avant. Le creux axillaire présente aussi un maximum important.

L'intensité apparente de l'inspiration résulte ou de l'introduction pénétrante de l'air ou d'un retentissement du bruit produit dans le larynx, la trachée ou les grosses bronches et perçu à distance de son lieu d'origine. C'est surtout le timbre qui permet d'établir une distinction, mais il est d'expérience que le retentissement trachéal s'effectue à ses points d'élection : triangles sus-épineux et espace compris le long du rachis entre les dernières vertèbres cervicales et les premières dorsales.

L'intensité de l'inspiration n'est proportionnée ni au mouvement visible du thorax, ni à l'effort plus ou moins actif du malade pour humer l'air. Elle répond à des conditions de conduits aériens et de parenchymes pulmonaires plus délicates, et à ce titre elle est un signe considérable.

L'expiration est conforme à l'inspiration ou elle a ses caractères propres.

En principe, on sait que l'expiration normale doit être plus courte et moins sonore. Les dérogations à cette loi constituent autant d'indices à utiliser pour le diagnostic, j'y reviendrai à propos du rhythme.

On désigne sous le nom de *puérile* ou *complémentaire*, deux dénominations qui ne répondent pas exactement au même fait d'auscultation, la respiration où les deux temps semblent presque égaux en durée et en intensité. Ne pas oublier que tout bruit respiratoire rugueux semble non seulement plus intense, mais aussi plus prolongé.

Il est de règle que, si la respiration est annulée ou profondément entravée par suite d'une altération localisée du parenchyme pulmonaire, la respiration devient plus intense en d'autres points, du côté affecté ou du côté sain. Étant donnée une intensité exagérée de la respiration dans un espace restreint, on doit toujours chercher si l'inverse n'existe pas ailleurs. Tel est le cas des condensations partielles dues à des reliquats de la pleurésie et qui laissent à leur suite tant d'inégalités respiratoires.

Le rapport (intensité) de l'in et de l'expiration n'est pas à constater seulement dans les foyers maxima ; on ne sait la respiration d'un malade qu'à la condition d'avoir une vue d'ensemble.

B. *Rhythme.* — Les deux temps de la respiration se succèdent à intervalles peu variés. L'inspiration et l'expiration se suivent immédiatement, mais un silence plus ou moins long peut séparer les actes respiratoires.

Le rhythme comprend tout ce qui a trait à la respiration *dans le temps*. Il représente, par conséquent, son étude chronologique, abstraction faite des autres éléments.

L'accélération et le ralentissement des respirations successives peuvent être réputés osciller entre deux termes de 10 minimum à 40 maximum, et sont en partie sous l'influence de la volonté. Toutefois le malade ne peut, indéfiniment, ni ralentir à son gré la respiration pathologiquement accélérée, ni, dans certains cas, suractiver celle qui est pathologiquement ralentie. Il y a là une observation importante à suivre parce qu'elle implique un double facteur : action volontaire et action commandée par la lésion.

La volonté du malade modifie plus aisément le rhythme que l'intensité, mais seulement pour un court espace de temps.

Dans les affections pulmonaires chroniques et qui n'obligent pas le malade au décubitus, il importe de mesurer l'influence produite par l'exercice, la marche plus ou moins rapide, l'ascension, etc., et par le repos, sur la fréquence des respirations. Cette investigation trop rarement pratiquée permettra souvent de reconnaître l'existence d'un emphysème ou d'une affection cardiaque latente, l'influence de l'âge et de maladies bronchiques ou pulmonaires antécédentes.

Pour avoir une notion exacte du rhythme, il faut s'en rendre compte par l'auscultation, par le palper thoracique et par l'examen visuel des mouvements aspirateurs et expirateurs de la poitrine.

Les respirations ont lieu à intervalles égaux ou inégaux, avec ou sans intermittences. La respiration, dit Cheyne Stockes, répond à un de ces derniers types d'ailleurs nombreux, mais elle offre la particularité d'une série d'inspirations de fréquence croissante et se répétant par poussées presque uniformes. La plupart des intermittences respiratoires relèvent d'affections cérébrales primitives ou secondaires.

Les inspirations ou les expirations dédoublées,

plus habituellement désignées sous la dénomination de respirations saccadées, répondent à une variété de rhythme, souvent peu distincte, mais très utile à noter. Il en est, sous ce rapport, des mouvements respiratoires comme des pulsations cardiaques dédoublées.

Les degrés extrêmes de ralentissement ou d'accélération n'échappent pas même à l'observateur le moins attentif qu'elles étonnent, mais les intermédiaires ne doivent pas être négligés par les délicats. Je ne puis trop conseiller de nombrer les respirations au lieu de se contenter de vagues à peu près. La notation à l'usage des instruments simplement rhythmés, comme le tambour, donne l'idéal de cette numération rhythmique.

C. *Tonalité.* — Elle ne s'exprime que par une comparaison grossière avec les sons musicaux. Je me borne à la mentionner.

D. *Timbre.* — On désigne ainsi, jusqu'à plus ample informé, la qualité du son qui permet de distinguer les instruments ou les corps sonores, même quand ils donnent une note musicale mathématiquement identique.

Un timbre ne se définit ni ne se décrit, on le reconnaît à la condition de l'avoir non seulement entendu, mais écouté.

Le timbre de la respiration se dénomme par la comparaison avec d'autres bruits. Il est difficile à caractériser quand le murmure respiratoire est pur, beaucoup plus facile quand il s'y adjoint des bruits accessoires légers.

Les comparaisons les plus familières sont empruntées aux sons produits par l'expiration soit dans la bouche, soit dans des cavités de consistance, de dimension et de sonorité diverses.

Le classement le moins défectueux s'obtient par le procédé suivant : imiter les timbres respiratoires types, et les cataloguer en regard de ces imitations. Dans ce but la résonnance buccale est préférable à toute autre parce que ses timbres sont connus, ayant été étudiés par les physiologistes et les instituteurs qui se sont occupés de l'éducation de la parole.

Les timbres respiratoires, ainsi analysés, correspondent assez exactement aux voyelles. Il existe une respiration en A, en O, en OU, une respiration en E, É, I, U.

Je me borne à les mentionner pour y revenir à l'occasion des souffles. L'interprétation des timbres est souvent hypothétique, et les causes d'erreur dont il faut se défendre sont nombreuses.

Laennec, avec la prudence qui est un des attributs de son génie, a été très réservé dans la classification et la dénomination des timbres respiratoires. Il en admet trois variétés qu'il appelle : la respiration bronchique, la caverneuse et la soufflante.

On ne doit pas oublier que le timbre de la respiration peut être le résultat d'un écho ou d'une consonnance; ainsi est-il du timbre pseudo-cavitaire ayant son maximum dans la fosse sus-épineuse, chez quelques malades dont le larynx et la trachée sont affectés, sans participation ni des bronches ni du poumon.

Dans les cas douteux, et il s'agit presque toujours de graves lésions, je conseille d'ausculter le larynx à l'aide du stéthoscope et de comparer les timbres de la respiration laryngée et de la respiration bronchique ; d'autres fois la résonnance vocale servira de terme de comparaison. Il va sans dire que la notion du timbre normal, dans les régions saines de la poitrine, est un criterium obligé.

E. *Bruits adventices ou accessoires non classés accompagnant mais ne couvrant pas le murmure.* — Lorsque les bruits adventices sont très marqués, ils deviennent le principal objectif de l'auscultation et prennent le nom de râles. Ce n'est que par un effort qu'on parvient à saisir, comme dans le lointain, la respiration sous-jacente.

L'inverse a lieu quand la respiration (*in* et *ex*) est sonore et que les bruits accessoires passent au second plan ; à moins d'un examen méthodique, on omet de les chercher et de les percevoir.

Je ne saurais trop recommander aux élèves l'étude méticuleuse de ces respirations à peine modifiées qui fournissent souvent les premiers indices d'une lésion grave, à son début ; qui témoignent d'une altération durable à la suite d'affections bronchiques réputées guéries ou d'empêchements au libre cours de l'air par le fait de mauvaises conformations thoraciques, de sténose laryngée, etc.

En réalité, dans tout acte respiratoire, l'inspiration s'entend parce qu'elle est accompagnée d'un léger frottement, l'expiration normale à laquelle manque ce second élément passe inaperçue.

Le mot de sibilance me paraît le plus propre à dénommer les frottements bronchiques superficiels. On peut lui préférer les épithètes de respiration rude, rugueuse, râpeuse, etc., appliquées, dans le jargon usuel, au même phénomène. Il n'y a pas de râles ou de ronchus proprement dits, mais le murmure respiratoire manque de franchise et de souplesse. Par une induction presque instinctive, on suppose que la surface des bronches n'est plus lisse, qu'elle est revêtue d'un mucus compacte ou que les bronches elles-mêmes ont perdu de leur élasticité.

Les conditions où ces bruits adventices du second ordre se rencontrent sont très variées, et là encore la topographie des bruits est aussi importante à noter que leur nature.

La respiration sibilante hypostatique ou limitée à la base du poumon, celle qui a lieu au pourtour d'un foyer tuberculeux, celle qui représente, durant la convalescence, le reliquat de lésions décroissantes, n'ont pas la même signification. On doit aussi examiner dans quelle mesure la toux, les efforts respiratoires actifs modifient ou annulent cette demi-sibilance.

Toutes les fois qu'un bruit stéthoscopique est sans valeur décisive, il présente des difficultés d'interprétation d'autant plus grandes qu'il est moins accusé. C'est à l'appréciation de ces délicatesses qu'on reconnaît surtout le médecin rompu à la pratique de l'auscultation et les élèves ne sauraient trop s'y familiariser.

Étant donné, par exemple, un foyer tuberculeux circonscrit, c'est par l'étude des zones qui l'entourent qu'on arrive à prévoir une extension plus ou moins prochaine; étant donnée une affection cardiaque mitrale, les respirations sibilantes indiquent l'imminence des complications pulmonaires bien avant l'apparition des râles secs ou humides.

F. *Respiration muette ou silencieuse.* — Il arrive

que dans des portions plus ou moins étendues de la poitrine, le murmure respiratoire n'est pas perçu par l'oreille même la mieux exercée.

Les symptômes négatifs sont toujours plus obscurs que les positifs; on se demande alors si l'absence de murmure tient à une insuffisance d'examen, si elle est passagère ou durable, si elle est le résultat d'un empêchement absolu à la pénétration de l'air ou de la flaccidité du tubage bronchique.

La percussion vient en aide ; mais en éliminant les cas où elle décèle un épanchement manifeste, il reste encore beaucoup de faits incertains.

Pour s'assurer que l'observateur n'est pas en faute, on fera varier les conditions de la respiration, exigeant des inspirations fortes entrecoupées d'inspirations douces ; le malade sera engagé à respirer tantôt par le nez, tantôt par la bouche ; on lui recommandera, après une quinte artificielle de toux, de provoquer l'inspiration la plus ample qu'il puisse effectuer ; on le fera lire ou chanter à haute voix, de manière à épuiser la quantité d'air contenue dans la poitrine ; on lui imposera de respirer largement.

Si minutieuses que soient ces expérimentations, elles ne sont pas excessives en présence d'un indice insignifiant ou énorme. Je connais peu de problèmes aussi difficiles à résoudre, en auscultation, que celui des suppressions partielles de respiration et de leur portée diagnostique.

Là, comme toujours, on ne doit pas se borner à constater isolément le signe, mais il faut le replacer dans son milieu, en étudiant ce qu'on pourrait appeler les formules respiratoires de toute la poitrine : les *schèmes* sont excellents sous ce rapport.

Ainsi le mutisme respiratoire d'une région thoracique avec ou sans respiration complémentaire des autres parties, avec ou sans bruits adventices dans un ou plusieurs points, avec une intensité respiratoire normale ou diminuée, est loin d'avoir la même signification.

V

Souffles. — L'usage abusif du nom de souffle est devenu un grand obstacle à l'auscultation exacte. Sous cette dénomination les élèves se sont habitués, peu à peu, à réunir toutes les inspirations sèches et rudes et toutes les expirations rugueuses. De cet oubli des principes posés par Laennec est résultée une confusion regrettable.

Au point de vue de la nomenclature, on doit réserver le nom de souffle aux in et expirations qui présentent les caractères suivants : 1° sensation d'un bruit qui passerait par un tube de diamètre variable et dont la paroi interne ne serait ni souple ni lisse ; 2° sensation d'une colonne d'air qui, ayant traversé le tube, serait projetée au delà ; 3° sensation donnant à croire que le bruit a son origine en dehors du thorax du malade et qu'il se produit dans l'oreille externe et même dans l'oreille interne de l'observateur.

Le souffle est de tous les bruits anormaux respiratoires celui qu'on imite le plus aisément ; comme la respiration, dont il n'est pour ainsi dire que l'excès, il doit être étudié au point de vue de l'espace (topographiquement), du temps (in et expiration), du timbre, de l'intensité et enfin des bruits adventices qui peuvent ou non l'accompagner. Il ne saurait être question du rhythme, afférent aux seuls mouvements respiratoires.

A. *Topographie.* — Il ne suffit pas de constater l'existence d'un souffle à son point maximum, on doit chercher comment il se répartit dans la région plus ou moins étendue qu'il occupe.

Tout d'abord est-il diffus, égal, en plaques ? Au contraire, est-il conique pour ainsi dire, à foyer central et décroissant du centre à la circonférence ? Existe-t-il dans la partie soufflante du thorax des foyers multiples ?

Mobile dans certains cas, fixe dans d'autres,

circonscrit ou s'effaçant par gradations insensibles, le souffle n'a pas dans ces conditions diverses la même signification.

L'observateur qui est accoutumé à ne pas perdre de vue la respiration, quels que soient les bruits accessoires qui la troublent, apporte à l'étude du souffle une oreille et une attention exercées. L'un sans l'autre serait de peu de profit.

Personne n'ignore la valeur de la localisation du souffle, qu'il se montre aux sommets, aux centres ou aux bases, en avant ou en arrière des poumons. Je demande seulement qu'après avoir tracé les limites du souffle, comme sur une carte de géographie on dessine les limites d'une province, on étudie la manière dont il se comporte et se répartit dans ce milieu ainsi délimité.

Le passage de la région soufflante à la zone qui lui confine, qu'elle soit normale ou non, exige également une observation attentive. C'est en concentrant sa recherche sur les points de transition qu'on prévoit le progrès de la lésion, son extension plus ou moins probable, et qu'on assure, à côté du diagnostic d'aujourd'hui, le pronostic ou le diagnostic de demain.

B. *Temps.* — Le souffle est inspirateur ou expirateur, il peut se produire aux deux temps.

La distinction est facile, mais trop souvent on

néglige de la faire et on se borne à constater l'existence d'une *respiration* soufflante. Si je ne tenais à m'abstenir de toute interprétation, je rappellerais combien les opinions sur les souffles purement inspirateurs et purement expirateurs sont divergentes.

En thèse générale, le souffle expirateur est le moins fréquent. Dans les lésions parenchymateuses des lobes supérieurs, on le trouve parfois prédominant. N'est-ce pas parce qu'on s'attend à une expiration presque muette que l'expiration doucement soufflante semble relativement accentuée?

C. *Timbre*. — C'est certainement, pour l'usage stéthoscopique, l'élément le plus important du souffle.

Les indications relatives aux timbres respiratoires trouvent ici leur application, avec cette particularité que le souffle donne aux timbres leur *maximum* d'évidence. Ce qui était indécis devient clair et positif. Aussi est-ce aux souffles que s'est appliquée, avec une préférence presque exclusive, la recherche des timbres perçus par l'auscultation.

Le souffle peut être caverneux ou cavitaire, c'est-à-dire donner la sensation d'une propulsion d'air dans une caverne ou une cavité plus ou moins close, plus ou moins étendue, plus ou moins circonscrite par des parois rigides, vibrantes, etc.

Un certain nombre d'élèves commettent la faute

de confondre le souffle à timbre cavitaire et la respiration s'effectuant avec le même timbre. Il en résulte des données fausses et par suite des jugements erronés; on conclut à la nature de la lésion d'après le timbre, qui n'est qu'un accessoire, et on méconnaît le fait fondamental : murmure ou souffle.

Le souffle à timbre moins accentué répond, comme je l'ai dit, à l'émission des voyelles : A, E, É, I, O, OU. Pour saisir ces variétés où les nuances ne sont pas de simples curiosités, il est nécessaire de s'être exercé par une pratique attentive, d'ailleurs sans difficulté.

La pleurésie donne le type des souffles en E ou en I; la pneumonie celui des souffles en A, en O ou en OU qu'il importe de ne pas confondre avec les murmures respiratoires non soufflants du même timbre.

Un souffle qui reproduit le son obtenu en projetant de l'air dans une cavité fermée, une bouteille par exemple, donne instinctivement l'idée d'une cavité pulmonaire à parois indurées. Non seulement on incline à accepter l'explication comme prouvée, mais on croit juger des dimensions, de la rigidité, de la perméabilité, etc., de l'excavation pulmonaire. Je ne puis, sous ce rapport, conseiller trop de réserves.

D. *Intensité.* — Elle se mesure par des suppositions assez arbitraires. Tantôt on l'apprécie en comparant le souffle à celui qu'on produit par l'insufflation dans des tubes de diamètre et de longueur diverses, tantôt on la juge par une autre sensation importante à noter.

La respiration soufflante se présente dans les conditions suivantes. Le bruit paraît ou côtoyer l'oreille de l'observateur, ou y pénétrer, ou la traverser pour aller au delà. Tout à l'inverse, on dirait qu'il est né dans l'oreille et, autant que les mots réussissent à traduire la sensation, projeté au dehors.

Dans le cours de la même maladie, pneumonie ou pleurésie par exemple, et quel que soit le timbre, ces variétés représentent des degrés d'altération croissante ou décroissante, ils sont donc un indice utile.

Les inspirations dites humées ne sont que des variétés de souffle et doivent être envisagées aux mêmes points de vue. Il s'agit en effet de sensations empruntées au passage de l'air dans un tube, qu'elles éveillent l'idée d'une pompe aspirante ou foulante, qu'elles laissent croire à des propulsions de force inégale ou à l'existence de cylindres à diamètres et à parois également variables.

Comme la respiration, le souffle peut s'accompagner de bruits adventices trop peu distincts pour mériter le nom de râles et, comme pour le murmure respiratoire, cette complication ne se discerne que par une soigneuse analyse.

Toute sibilance superficielle qui vient s'ajouter au souffle paraît en augmenter l'intensité ; en fait, on est la dupe d'une illusion. Une expérience acoustique très simple permet de se rendre un compte plus exact.

Si on prend un tube et qu'on souffle à son embouchure avec une force variable, le bruit produit change peu et, en tout cas, est loin d'exprimer à l'oreille la puissance de l'insufflation. Si à l'extrémité de ce même tube on place une carte ou un papier dont la tranche soit perpendiculaire à l'axe du cylindre, l'intensité apparente de l'insufflation est en rapport avec la nature de l'obstacle et non pas avec la projection de l'air. Pour rendre l'essai plus facile encore, qu'on place devant la bouche un papier ou une carte et qu'on souffle sur le tranchant, l'auditeur aura, vingt fois contre une, une fausse appréciation de la force du souffle librement réglé par l'expérimentateur.

Dans ces deux conditions, c'est la sibilance qui a frappé l'oreille et qui même est devenue le seul bruit possible à percevoir.

Y a-t-il profit à estimer l'intensité du souffle ? Oui, dans certaines circonstances, et je ne puis dissimuler combien cette recherche offre de difficultés. J'y attache surtout de l'importance quand, en présence d'un foyer soufflant assez étendu, il s'agit de déterminer les *maxima* et les *minima*.

Dans les lésions pneumoniques et broncho-pneumoniques, on arrive, en y prêtant une attention extrême, à reconnaître si les foyers de souffle sont multiples, si au contraire il existe un foyer central à irradiations décroissantes. Le renseignement ne sert pas à établir le diagnostic, mais il aide au pronostic, en enseignant les points vulnérables et menacés d'une invasion prochaine.

Là, comme pour tant d'autres occasions, il est habile de demander à l'auscultation non seulement le constat du fait accompli, mais les imminences qu'elle révèle.

Ceux qui se contentent de découvrir un souffle, d'en constituer un signe pathognomonique et de passer outre n'ont que faire de ces subtilités.

VI

Bruits adventices. — Ils se composent des râles ou ronchus divisés classiquement en secs et en humides, que nous étudierons successivement.

1° Rales humides. — Je ne me lasse pas de rappeler que tout bruit adventice n'est qu'un accessoire et qu'il ne doit pas absorber l'attention de l'observateur qui se dispenserait à tort de chercher le phénomène sous l'épiphénomène, c'est-à-dire la respiration normale ou faussée sous le râle.

Les ronchus humides sont supposés, par une métaphore familière à tous les médecins, provenir de bulles qui se meuvent ou qui éclatent sous l'influence du mouvement respirateur. Le classement a lieu suivant qu'on se représente des bulles de diamètres plus ou moins grands, plus ou moins nombreuses, et circonscrites par des parois plus ou moins épaisses.

La méthode employée pour la constatation des bruits respiratoires proprement dits trouve ici quelques applications, mais il convient d'introduire des données nouvelles.

A. *Topographie.* — La distribution topographique des râles humides est d'une importance extrême. Ou les râles occupent la totalité de la poitrine, avec des caractères identiques ; ou ils se modifient par places, ou enfin ils sont exclusivement limités à une région.

Tout râle humide localisé a une signification spéciale, soit qu'il ait été d'emblée circonscrit, soit qu'après avoir été diffus il se soit, pour ainsi dire, rassemblé dans un espace restreint.

Les râles limités à un seul des côtés de la poitrine témoignent d'une affection où le parenchyme est sinon compromis, au moins bien près d'être intéressé. Aucune bronchite simple n'est unilatérale, à n'importe quel moment de son décours. Si, pendant une bronchite réputée simple, les râles disparaissent d'un côté, ce serait une fâcheuse erreur de considérer cette limitation comme d'un pronostic favorable.

Qu'ils soient unilatéraux ou bilatéralisés, les râles humides se concentrent par foyers, s'atténuant dans les espaces intermédiaires, ou sont partout uniformes.

Le propre des bronchites diathésiques est de donner lieu à des râles inégalement distribués.

Cette loi me paraît exiger quelques éclaircissements.

J'appelle bronchites diathésiques celles qui, liées à un état général ou rattachées à une lésion extra-bronchique du poumon, n'existent que secondairement. Tel est le cas des bronchites diabétiques, albuminuriques, goutteuses. Telle est encore la condition des bronchites dépendant d'une lésion pulmonaire parenchymateuse, d'une pleurésie, d'une lésion cardiaque, etc.

Dans ces circonstances diverses, la topographie des râles humides a plus d'intérêt que leur nature. Ou les râles qui témoignent des altérations bronchiques occupent une place réduite mais stable, ou ils se mobilisent, changeant de foyers. Les foyers eux-mêmes présentent des dimensions et des configurations indéterminables d'avance, aujourd'hui axillaires, demain sus ou sous-épineux, modifiés au besoin comme siège et comme étendue dans l'espace de quelques heures.

La seule mobilité des foyers de râles sous-crépitants suffit, par exemple, pour faire reconnaître une albuminurie latente, au même titre que les troubles oculaires ou que les œdèmes partiels. Là comme ailleurs, on aurait tort de se fier à un signe, mais le signe met en éveil.

Le passage de la bronchite d'abord diffuse à la broncho-pneumonie est également révélé par la distribution topographique des râles, bien avant que leur nature et surtout que la respiration sous-jacente aient permis d'affirmer le diagnostic.

Pour suivre ces variations, il faut avoir toujours présent, plutôt à l'œil qu'à l'esprit, l'ensemble de l'auscultation thoracique du malade. Si on se contente de noter les *maxima* faciles à retenir, ils finissent par représenter la somme, quand ils ne sont souvent que la minime partie.

En résumé, délimitation des râles humides, mobilité dans l'espace et dans le temps.

B. *Timbre, nature et rhythme.* — Les râles humides n'ont de timbre que celui qu'ils empruntent à la respiration concomitante.

Leur nature se déduit de caractères auditifs mal définis parce qu'ils répondent moins à des espèces qu'à des degrés.

Râle muqueux à grosses bulles, donnant la sensation d'un déplacement sous l'influence de la respiration active. — Râles muqueux fins ou sous-crépitants à bulles plus petites, impliquant ou non une pointe de souffle. — Râles crépitants, à bulles fines, sèches, qui semblent éclater sous l'oreille, servant d'intermédiaire entre les ronchus secs et les humides, projetés ou non dans l'oreille ; par une respiration soufflante ; variant de signification suivant que ce souffle, tantôt manifeste, tantôt indécis ou à l'état naissant, existe ou n'existe pas.

Pour chaque type, il est indispensable de constater le plus ou moins d'égalité apparente des bulles. Non seulement les râles passent par degrés de l'un à l'autre, mais l'ensemble n'en est pas nécessairement uniforme : les variétés classiques comportent, sur un même point du thorax, les combinaisons les plus diverses.

Suivant que l'une ou l'autre des variétés prédomine, l'interprétation varie : soit qu'il convienne d'admettre des lésions multiples actuellement existantes, soit que l'apparition d'un type, comme le râle sous-crépitant, au milieu de gros râles muqueux, donne à présager une complication ultérieure et peut-être une transformation du tissu.

Les bulles de la même variété peuvent être uniformes ou inégales. Lorsqu'elles sont de volume inégal pendant chaque respiration, commençant par de grosses bulles de dimensions successivement décroissantes ou se succédant au hasard, le ronchus ainsi constitué prend une valeur spéciale, qu'on l'inscrive sous le nom de craquement, sous celui de gargouillement, etc.

L'intervention momentanée ou durable de râles secs fournit encore un élément essentiel de diagnostic dont je reparlerai.

Dans quelle mesure l'effort respiratoire change-t-il la nature des râles humides? Pour s'en rendre compte, il faut demander au malade d'exécuter une quinte de toux volontaire, en lui recommandant, après la quinte, de faire la plus ample inspiration possible, et l'ausculter pendant les deux temps.

On voit alors quelle modification se produit et surtout à quel point elle est durable. En thèse générale et sous réserves, les gros râles muqueux sont les seuls qui disparaissent pour un moment : on conjecture alors qu'ils se passent dans les bronches de large calibre et peut-être même dans la trachée. On comprend aisément l'intérêt qu'il y a à s'assurer de leur point d'origine.

Les bulles de râles humides sont plus ou moins rares, plus ou moins nombreuses, au cours d'une respiration ou de respirations répétées ; on ne doit jamais se fier à l'examen d'un petit nombre de respirations. L'expérience enseigne que, lorsqu'on ausculte un malade, la première inspiration est la plus riche en râles, et c'est sur la cinquième ou la sixième au moins qu'il faut prendre la mesure.

C'est surtout lorsqu'il s'agit de râles humides fins, que l'observateur doit se préoccuper de leur dissémination ou de leur condensation. C'est là une pure question de rhythme et j'en aurais fait un chapitre à part si je n'avais craint de multiplier outre mesure les divisions.

En deux mots, les râles humides présentent des rhythmes variés : tantôt les bulles se succèdent précipitées, tantôt elles laissent entre elles des intervalles de silence plus ou moins prolongés ; tantôt enfin, leur rhythme varie au courant d'une seule et même respiration. Dût-on n'en pas tirer d'autre conclusion, il est plausible d'en inférer que l'effort inspirateur ou expirateur est brusque, continu, quand les bulles se suivent régulièrement ; qu'il s'épuise vite au contraire lorsque, à la fin de l'acte respiratoire, elles diminuent soit de fréquence soit d'intensité.

Le petit tableau schématique suivant donnera une idée *visuelle* des diverses combinaisons auxquelles se prètent les râles humides et qui viennent d'être énumérées.

Râles muqueux égaux par leur volume apparent et par leur rhythme dans le cours d'une inspiration

O — O — O — O — O — O

Râles muqueux fins du même type

O — O — O — O — O — O — O — O

Râles sous-crépitants

o — o — o — o — o — o — o — o — o — o — o — o

Râles muqueux égaux et de rhythme irrégulier

O · O — O — O — OOO —— O

Râles humides mixtes et de rhythme irrégulier

O — o — O — Oo — o — O — OO

2° Rales secs. — Ces râles se subdivisent en variétés plus nombreuses que les précédents. Moins parasitaires pour ainsi dire, ils semblent plutôt être une modification du bruit respiratoire qu'un bruit adventice.

Entre le râle humide et la respiration normale ou pathologique, il n'existe pas d'autre trait d'union que leur simultanéité, tandis qu'on passe de l'inspiration ou de l'expiration normale aux râles secs par une série d'intermédiaires presque insensibles.

J'ai montré en parlant des râles sibilants trop superficiels pour être dénommés, comment s'effectue une de ces transitions ; le souffle a de telles analogies avec la respiration sibilante ou accompagnée d'un râle sec accessoire, que la distinction à établir échappe souvent.

Les râles secs, plus musicaux que les râles humides, se dénomment par leur timbre, par leur tonalité plus que par leur rhythme.

Les comparaisons avec des bruits similaires offraient des facilités toutes particulières. Assimilés tantôt au chant ou au gloussement de certains oiseaux, tantôt aux bruits produits par un courant d'air traversant des pertuis étroits, tantôt aux ronflements gutturaux, ils se présentent avec des timbres plus faciles à constater qu'à interpréter.

Le plus souvent, ils sont constitués par une agglomération de râles secs ou même entremêlés de ronchus humides, appartenant à des types variés. De là l'embarras qu'on éprouve à en donner la caractéristique chez un malade. L'analyse fait distinguer chaque type, mais la synthèse reste assez confuse. Ajoutons que les râles secs sont essentiellement mobiles, qu'ils changent d'aspect lors des auscultations successives, répétées même à courts intervalles.

Il est nécessaire que l'oreille saisisse exactement les trois termes : respiration sous-jacente, râles prédominants et râles intercurrents.

La respiration plus ou moins pénétrante ne se perçoit qu'à l'aide d'une recherche attentive et expérimentée. Elle semble si intimement liée aux râles qu'on a peine à la découvrir; contrairement à ce qui arrive pour les râles humides où le murmure respiratoire vrai est relativement facile à dégager.

La présence exclusive ou même la prédominance très marquée d'un mode de râles secs a une valeur diagnostique considérable. Elle s'observe surtout dans les cas simples et récents de bronchite. Même la bronchite simple, sans attaches diathésiques, sans participation du parenchyme pulmonaire, perd en devenant chronique, après des mois et encore plus des années, ce caractère de simplicité et la complication des râles secs de calibre, de timbre et de tonalité différents, permet de deviner l'âge de la maladie.

S'il intervient des râles humides dans l'ensemble déjà confus de râles secs sans uniformité, l'interprétation est encore plus précise. A chaque invasion du tissu pulmonaire proprement dit, les râles crépitants, sous-crépitants, muqueux, témoignent, chez le bronchitique catarrheux, de l'extension de la lésion au delà de ses premières limites.

La place relative occupée par chacun des éléments n'indique pas seulement un fait actuel, mais elle laisse entrevoir des imminences morbides, à peine au début de leur évolution.

J'examinerai, après ces courtes considérations générales, chacune des données qui me paraissent mériter une étude spéciale.

A. *Respiration sous-jacente.* — Si difficile qu'il soit, comme je l'ai dit, de la discerner, on doit s'y appliquer activement. La rigidité ou le défaut d'élasticité de l'arbre bronchique, en rapport avec les râles secs, varie depuis la modification la plus insignifiante jusqu'aux degrés ultimes.

Tout en déclarant que l'auscultation ne fournit pas plus pour l'emphysème que pour les autres lésions pulmonaires de signes pathognomoniques, elle aide à en pressentir la venue à une époque où ni les phénomènes subjectifs, ni la percussion ne la révélaient. La respiration devient, sous les râles eux-mêmes modifiés, de moins en moins pénétrante, son intensité s'abaisse continuement, sans reprises ; ce qui n'arrive pas quand la respiration s'amoindrit par intervalles sous l'influence d'un défaut passager d'élasticité.

Il en est de même des indurations des bronches avec le changement de calibre qu'elles entraînent. La respiration persiste rude, inégale, perceptible malgré les râles secs et humides qui la couvrent. C'est elle qui donne la vraie mesure de l'altération fondamentale, tandis que les ronchus, mobiles dans leur forme et dans leur siège, ne représentent que des incidents.

Je répète encore, de parti pris, que toute respiration sibilante est trompeuse : elle fait croire à une expansion pulmonaire plus active et n'est, au contraire, que le témoignage d'une entrave à la circulation de l'air dans les bronches.

B. *Timbre et volume apparent des râles.* — Ces deux qualités des râles secs sont solidaires. Les gros râles n'ont ni le timbre des plus fins, ni la tonalité. On pourrait dire que les gros râles dits ronflants représentent la basse des râles sibilants et musicaux. Quand ils existent seuls, ils sont les moins constants de tous et ce serait une faute de ne pas multiplier les auscultations de manière à constater leur plus ou moins de permanence. Une toux artificielle, une succession d'efforts respiratoires suffisent pour les dissiper ; ils reparaissent après un temps plus ou moins long et sont aussi plus ou moins conformes aux auscultations précédentes.

Lorsqu'on a acquis l'habitude d'étudier le timbre des râles secs, on arrive à distinguer deux variétés d'une grande importance clinique. Le râle qui marque la première phase d'une affection pulmonaire destinée à gagner le parenchyme et celui qui répond à la dernière période d'une lésion parenchymateuse qui touche à la guérison.

C'est ainsi que dans la pneumonie franche on entend au début des râles ronflants, de courte durée, préparatoires pour ainsi dire et qu'après la défervescence on retrouve d'autres ronchus sonores, derniers indices de la maladie. Malheureusement ces nuances de timbres sont plus faciles à constater qu'à décrire.

Les râles fins, incisifs, donnant la sensation du passage de l'air sous une languette métallique vibrante ont, au contraire, une notable fixité. Néanmoins on doit répéter les observations pour acquérir la notion exacte non de leur existence, mais de leurs combinaisons et de leurs formes. Il est impossible même au médecin le plus exercé de se représenter l'état d'une poitrine sillonnée de râles secs et fins ; à plus forte raison de s'en souvenir après un seul examen. Les maladies bronchiques auxquelles ces râles correspondent sont durables, et fluctuantes. La question n'est pas de nommer l'affection une fois pour toutes, mais d'en décrire les ondulations.

C. *Topographie.* — La distribution topographique des râles secs serait sans difficulté s'il s'agissait seulement de marquer la place occupée par un râle uniforme. Elle se complique lorsqu'on veut mesurer l'extension de chacune des variétés qui se rencontrent à la fois chez le même individu. Mouvants, souvent masqués par les grosses sibilances, les râles fins changent d'étendue et même de siège ; ou au contraire, fixes, ils s'étalent plus ou moins au pourtour d'un foyer persistant.

Ces conditions diverses, trop aisées à comprendre et à imaginer pour que j'insiste sur les détails, ont une valeur indiscutable. Je me bornerai à quelques indications sans épuiser le sujet.

Les râles secs peuvent être secondaires, additionnels pour ainsi dire et dissimuler plutôt que révéler une lésion profonde. Tel est le cas de certaines formes sèches de tuberculisations au début, de congestions bronchiques consécutives à des lésions cardiaques, etc.

La localisation au sommet ou à la base, d'une signification incontestée, est tantôt continue, tantôt interrompue : soit parce que le bruit s'efface, soit parce qu'il se perd dans une bouffée de râles généralisés survenant à la suite d'une bronchite diffuse, accidentelle.

Ce n'est que par une série de constats schématisés, qu'on arrive à suivre les mouvements capricieux ou réglés de la maladie. Rien de plus instructif que la comparaison au point de vue topographique, de schèmes recueillis à des périodes plus ou moins distantes. On reconnaît, en les étudiant, que la distribution des râles est plus importante encore que leur type tonique ou que leur timbre.

On ne saurait oublier que les râles secs, ronflants, ne naissent pas aux points où l'oreille les perçoit, que produits dans la trachée et les bronches de gros calibre, ils envoient des retentissements ou des échos lointains.

On discerne à peu près le volume des bronches où les râles ronflants prennent naissance. S'ils se dissipent à la suite d'un simple effort de toux, c'est qu'ils sont trachéaux ; plus il a fallu répéter de fois la quinte artificielle et volontaire, plus les bronches qu'ils occupent sont de dimension réduite. On passe ainsi par des décroissances graduelles du râle ronflant au râle musical qui est à peine modifié par la toux.

Les ronchus secs, de quelque timbre et de quelque nature qu'ils soient, sont fixes ou mobiles.

Fixes, ils occupent ou les deux côtés de la poitrine, ou un seul, ou même une région très circonscrite du côté seul affecté.

Je ne saurais trop appeler l'attention des élèves sur cette dernière localisation souvent réduite à quelques centimètres, d'une ténacité désespérante, provoquant de la toux et de l'oppression au delà de ce qu'on supposerait, disparaissant pendant des mois pour revenir s'installer exactement à la même place.

Mobiles, ils varient, soit à chaque nouvelle invasion des bronchites sèches à répétitions presque obligées, soit dans le cours du même accès. La signification dans les deux cas est toute différente. Le va-et-vient des râles secs est aussi nécessaire à constater que celui des râles humides, et c'est une faute lourde d'éterniser, en la tenant pour définitive, l'auscultation qui représente un moment et une localisation transitoire de ces troubles bronchiques.

Frottements. — Il n'existe pas de notion plus confuse que celle des bruits désignés sous le nom de frottements, introduits depuis le traité de Laennec, indispensables à conserver parce qu'ils représentent des bruits importants quoique mal classés.

Lorsqu'un phénomène stéthoscopique répond à une évolution pathologique précise, l'examen du malade, l'autopsie en cas de décès, le retour à l'état normal en cas de guérison, fournissent des données positives.

Lorsqu'un élément stéthoscopique appartient aux formes transitoires, aux périodes indécises des affections pulmonaires, à leur réparation incomplète, aux reliquats d'un passé plus ou moins oublié, on comprend qu'ils deviennent obscurs comme la maladie à laquelle ils se rattachent. Les frottements sont dans ce dernier cas; on pourrait dire qu'on ne meurt pas en puissance de frottement et l'explication en reste aussi confuse que l'interprétation.

Nous ne disposons d'aucun procédé pour décrire ces bruits tantôt mobiles tantôt fixes, variables de timbre et de rhythme. Plusieurs observateurs examinant successivement le même malade ne parviennent pas le plus souvent à s'entendre.

Pour la plupart des élèves, le bruit de frottement est, comme son nom l'indique, produit par une friction de la plèvre pulmonaire contre la plèvre costale, toutes les deux étant rugueuses et ne se prêtant pas à un glissement muet. C'est une théorie convenue contre laquelle s'élèvent d'indéniables objections; à ce mode de genèse du bruit de frottement se rattache l'histoire encore si confuse des pleurésies sèches.

Existe-t-il une pleurite sèche, primitive, sans traces d'épanchement? Les fausses membranes qui persistent après la résolution de l'épanchement donnent-elles lieu à un bruit de frottement? Ce bruit n'est-il pas dû à une lésion secondaire des extrémités bronchiques, qui confinent plus ou moins à la plèvre et n'est-ce pas parce qu'il est plus superficiel que les autres râles, qu'on en a fait une espèce distincte?

Autant de problèmes fréquemment soulevés imparfaitement résolus.

Le plus souvent on n'arrive à affirmer l'existence du bruit de frottement que par exclusion, c'est-à-dire par le plus défectueux des procédés de diagnostic. La bronchite, dit-on, si elle existait, serait plus diffuse, les ronchus seraient plus lointains; la lésion bronchique se traduirait par des crachats; elle serait ou plus mouvante ou plus stable. L'œdème pulmonaire avec ses râles crépitants humides aurait sa raison d'être à la suite de troubles cardiaques, ou dans un état diathésique dont les signes font défaut. Il existe un semblant de matité ou quelques indices douteux d'un reliquat de pleurésie non constatée. En tous cas ce n'est pas l'auscultation qui révèle la nature de la maladie, mais la maladie supposée qui justifie l'auscultation.

Il est prudent, au point de vue pratique, de se défier de ces phénomènes accidentels médiocrement étudiés, mal dénommés et dont le nom préjuge la question de l'existence ou de la non existence des *frottements* pleuraux. Les constater n'est pas sans intérêt, je ne crois pas que jusqu'à meilleur informé on soit autorisé à en déduire des conclusions positives.

Craquements. — A l'inverse des bruits régulièrement rhythmés qui se succèdent avec un timbre, une tonalité et une intensité uniformes, les craquements sont un composé de bruits inégaux et dissemblables. C'est là leur caractéristique et la raison de leur grande valeur en stéthoscopie.

On peut, à défaut de mieux, les comparer aux bruits successifs que produit une chaussure neuve, pendant la marche sur un sol égal et résistant, bruits dont il serait impossible de donner une idée à qui ne les aurait pas perçus.

Absolument hasardeux, ils n'obéissent à aucune règle : tantôt plus pressés, tantôt ralentis, tantôt forts, tantôt faibles, tantôt gros et tantôt extrêmement ténus, au cours de l'auscultation d'un seul acte respiratoire. On les trouve avec leurs irrégularités caractéristiques, aussi bien à l'expiration qu'à l'inspiration ; ils dépendent ou ne dépendent pas de l'effort respiratoire ; ils cessent ou se continuent après un effort de toux ; autant leurs formes sont variables, autant leur fixité est habituelle. Éléments symptomatiques précieux dans les cas de tuberculose sèche et circonscrite, ils se constatent et ne s'analysent pas.

On peut cependant sinon les décomposer, au moins en détacher quelques phénomènes annexes.

Le murmure respiratoire est voilé ou au contraire il s'accuse par un souffle indistinct et lointain. Reconnaître, sous le craquement, l'existence d'une respiration soufflante est un fait important parce qu'il autorise jusqu'à un certain point la croyance à une induration du parenchyme pulmonaire ; l'absence plus ou moins complète du murmure est un indice de ramollissement pulmonaire.

Le craquement est plus ou moins sec ou humide, c'est-à-dire que le nombre des bulles humides est plus ou moins considérable. Les craquements dits humides à cause de la prédominance des râles du type muqueux répondent communément à la dernière des deux lésions qui viennent d'être indiquées ; à la première correspond la prédominance des craquements secs.

Dans cette association confuse de bruits sans parité, le rhythme et le timbre sont indéterminables ; les craquements les plus sonores n'ont pas d'autre signification que les plus éteints.

Topographiquement rien n'est plus rare que l'existence de craquements vrais en dehors des fosses sus-épineuse et sous-clavière : la localisation double l'autorité du signe.

Cette limitation exclusive implique-t-elle nécessairement la formation d'un foyer tuberculeux? Se peut-il qu'une bronchite d'abord généralisée puisse se concentrer par places et fournir, lorsqu'elle réside momentanément dans un des sommets, des bruits de craquement passagers?

Sans entrer dans des développements étrangers à la technique, on peut dire que l'interprétation trop exclusive des craquements a été plus d'une fois la cause d'erreurs de diagnostic et, en fait de tubercules, les moindres erreurs portent coup.

Il importe donc de s'assurer non seulement de l'existence, mais de la persistance des craquements et de ne se fier qu'aux renseignements fournis par des auscultations répétées.

La cessation transitoire des craquements après une forte inspiration ou une quinte de toux, s'ils reparaissent immédiatement aux respirations qui suivent, n'a pas de valeur séméiotique.

Gargouillement. — Parmi les phénomènes stéthoscopiques caractérisés par l'irrégularité des bruits adventices, les gargouillements répondent à la forme humide des craquements et en représentent le type extrême.

Là pas de mélange de râles secs; on distingue à peine les bulles, mais les termes de comparaison avec des bruits similaires ne manquent pas, qu'on les emprunte aux gargouillements intestinaux, à ceux qu'on produit à volonté avec la bouche plus ou moins remplie de salive, etc.

L'explication de ce bruit est facile dans les cas d'excavation tuberculeuse. Elle l'est beaucoup moins lorsqu'il se produit dans les bronches. Les gros troncs bronchiques, indurés, dilatés, dépourvus de leur élasticité normale, retenant au passage le mucus qui s'y accumule, donnent lieu à des gargouillements incontestables. Il faut chercher les éléments du diagnostic différentiel ou dans d'autres perceptions auditives ou même en dehors de l'auscultation.

Cliniquement, la question des dilatations bronchiques est encore loin d'être résolue. La solution est d'autant plus complexe que le maximum du bruit ne s'entend pas forcément au point où il est supposé prendre naissance, que la respiration peut, en pareil cas, prendre les modes de sonorité, demi amphorique, demi soufflante, attribués aux cavernes. L'état fébrile ou non du malade, les antécédents, l'examen de la respiration au delà du foyer où existe le gargouillement, serviront à redresser les erreurs stéthoscopiques.

Le gargouillement est un indice moins fixe que le craquement, qu'il s'agisse de diastase bronchique ou de cavités pulmonaires. Il apparaît avec la plus saisissante évidence et disparaît pour être remplacé soit par de la sécheresse respiratoire, soit par du souffle à timbre caverneux, soit même par l'absence de murmure respiratoire : son timbre est plus aisément perçu que celui du craquement. On peut dire que, par tous les côtés, c'est un signe brutal, se manifestant en masse et n'admettant pas de degrés intermédiaires.

On doit faire varier les conditions de l'auscultation en sollicitant des quintes de toux volontaires, en étudiant le phénomène avant et après la quinte, en exigeant une inspiration plus ou moins profonde, quelquefois même en modifiant la posture du malade.

La topographie du gargouillement mérite considération. On le trouve dans les fosses sus et sous-épineuses, dans la fosse sous-clavière et dans presque toutes les régions de la poitrine. La signification diffère suivant la localité qu'il occupe et ses caractères stéthoscopiques ne sont pas moins variables.

Le diagnostic des broncho-pneumonies circonscrites, à leur phase avancée, repose presque en entier sur l'existence et la nature des gargouillements limités ; quand ils occupent la région axillaire ils acquièrent leur maximum d'intensité, et ce n'est rien moins qu'un siège rare.

Si je consentais à sortir du programme que je me suis imposé et à porter l'investigation au delà de la technique, j'insisterais sur les caractères des gargouillements broncho-pneumoniques aux diverses périodes de la maladie, sur les phénomènes d'auscultation qui les précèdent et les préparent et sur leurs degrés extrêmes.

Du timbre, de la respiration sous-jacente, je n'ai rien à dire qui ne s'applique aux craquements, avec cette différence déjà notée que l'auscultation moins délicate exige une oreille moins exercée.

VII

Auscultation de la voix et de la toux. — On est en droit de déclarer que tout médecin qui borne sa recherche à l'étude stéthoscopique de la respiration, sans faire intervenir l'auscultation de la toux et de la voix, n'a rempli que la moitié de sa tâche. Les conclusions en apparence les mieux fondées auxquelles il a été conduit restent discutables : ce n'est pas un complément, mais un élément qui lui manque.

Jamais, même dans les cas qui semblent le moins exiger ce mode d'examen, on ne doit s'en dispenser.

L'étude des phénomènes vocaux perçue par l'auscultation a été admirablement instituée par Laennec. On a peu ajouté à ses enseignements et je n'ai à rappeler ici que quelques additions de détail ou quelques points litigieux.

L'émission de la voix peut être utilisée pour l'auscultation dans ses modalités d'ailleurs peu variées et pour des buts différents.

1° Sons vocaux non articulés portant exclusivement sur les voyelles.

2° Sons articulés avec l'emploi des consonnes.

3° Voix haute et voix basse.

1° Les voyelles quelles qu'elles soient ne donnent pas lieu à un retentissement thoracique. On ne les utilise stéthoscopiquement que dans une condition tout à fait accessoire. Si on demande au malade de filer un son aussi prolongé qu'il lui est possible, on obtient, par à peu près, la mesure de sa capacité pulmonaire. Beaucoup d'instruments ont été imaginés et construits en vue d'établir mathématiquement cette mesure dont l'importance reste encore douteuse. Les appareils ont l'inconvénient d'être dispendieux, non portatifs et de promettre plus qu'ils ne tiennent. L'émission prolongée d'une note sera elle-même à peine approximative, si on se rappelle que la respiration est un acte demi volontaire et que l'exercice donne aux chanteurs des aptitudes trompeuses.

En revanche, après un son longuement tenu, le malade est obligé à une inspiration qui succède à l'évacuation de l'air et donne le *summum* de son pouvoir aspirateur. Ce moyen supérieur à la toux commandée dont j'ai parlé est d'un rare emploi, et cependant il fournit quelques indications dans les cas où nous avons besoin de l'inspiration la plus ample qui puisse être obtenue.

2° Les sons articulés où figurent les consonnes ont une bien autre importance. C'est sur eux que porte en réalité l'auscultation vocale.

Il importe de choisir les consonnes les plus vibrantes. La lettre R tient la première place et le chiffre *Trente-trois* est le plus favorable qu'on puisse choisir. Le mieux est d'exiger du malade la prononciation répétée du même chiffre et de s'en servir pour tous les examens : l'oreille s'habitue mieux à cette consonnance unique.

C'est une faute de faire prononcer successivement une série de chiffres ou de mots dissemblables, dont quelques-uns sont composés de voyelles ou de diphtongues également impropres à l'auscultation.

Il importe également que le malade qui articule le fasse sur une note haute comme par exemple le *la* du diapason, qu'il porte la voix, pour emprunter un mot familier aux chanteurs et ne la laisse pas s'assombrir.

Enfin pour dernière recommandation, la prononciation doit être distincte, exempte de précipitation et aussi scandée que possible.

On distinguera : l'intensité du retentissement de la voix, sa localisation, mais surtout son timbre.

Le timbre *chevrotant*, étudié et décrit par Laennec avec une si remarquable exactitude, a donné lieu à plus d'une discussion. Je ne parlerai pas de son mode de production, étant résolu à omettre tout ce qui se rattache à la physique acoustique.

On a reproché aux Français d'attribuer à l'égophonie une valeur pathognomonique et, à ce titre, une importance excessive. Le reproche serait fondé si le chevrotement nous semblait, à tous ses degrés et sous toutes ses formes, caractériser la pleurésie. L'égophonie type, conforme à l'étalon que nous fournit l'épanchement pleurétique, est loin de représenter tous les possibles ; mais, quand on le constate, elle acquiert une signification absolue.

A partir de ce maximum, le chevrotement décroît par des atténuations insensibles jusqu'à ce qu'il vienne se perdre dans le retentissement simple de la voix.

Il convient, à chaque expérience, de se reporter, par la pensée au type fourni par la pleurésie et de noter jusqu'à quel point la résonance observée s'en éloigne. Cette échelle descendante échappe à toute énonciation, chacun la constitue pour son compte, à force de multiplier les recherches et d'en assurer le souvenir.

Comparer deux sensations ou deux faits coexistants est chose relativement simple; établir un parallèle entre un fait ou un souvenir est toujours difficile.

Importe-t-il, en somme, de s'exercer à ces délicatesses et ne risque-t-on pas d'aboutir à des subtilités ?

Je l'ai dit et je n'hésite pas à le répéter : En fait d'auscultation l'absolu suffit aux commençants, le relatif est à l'usage des habiles et il n'est permis à personne de s'en tenir aux notions élémentaires.

Le chevrotement perd son privilège de signe décisif dès qu'il se diminue, qu'il se modifie et qu'il devient l'accessoire de résonances vocales d'un timbre différent. Le seul fait d'être compliqué d'un autre bruit, dût-il le dominer, le fait descendre au second plan : les égophonies indécises, d'une valeur secondaire, ne se produisent jamais seules. Cette règle suffit pour lever bien des indécisions.

Il serait inutile de parler ici de l'égophonie pure, correcte, dégagée de toute complication ou de toute combinaison; je dirai seulement que l'intensité peut varier sans amoindrir l'autorité du signe, à la condition qu'il reste strictement conforme au type.

Les égophonies mixtes ou bâtardes sont d'une constatation et d'une interprétation plus laborieuses : on les trouve dans des états pulmonaires sans parité et elles ne caractérisent aucune des lésions qu'elles accompagnent. Qu'on se défende surtout de regarder les chevrotements indistincts comme indiquant un *soupçon* de pleurésie.

Toutes les fois qu'une résonance de la voix s'exagère en intensité, sans que son timbre égophone soit franchement accusé, elle doit être reléguée parmi les phénomènes d'auscultation qu'on n'utilise que sous réserve. La topographie, le mode de reprise de l'inspiration, le fait que la vibration chevrotante répond seulement à une partie de l'émission de la voix seront à prendre en considération.

Dans les cas incertains, on pourra faire varier les consonnes, il conviendra surtout que le malade prononce très lentement : Tren-te-trois, trente-trois, en laissant, pour ainsi dire, à l'observateur le temps de se recueillir après chaque articulation.

La *bronchophonie* et la *pectoriloquie* représentent deux autres retentissements pathologiques de la voix.

Laennec a donné la caractéristique de la pectoriloquie en disant qu'il y a identité entre elle et la voix perçue lorsqu'on applique le stéthoscope sur le larynx. Peut-être cette identité affirmée, comme il en convient, à l'usage des élèves qui n'ont pas de malades à leur disposition, n'est-elle pas si absolue.

Il faudrait d'abord s'exercer à l'auscultation du larynx et c'est une pratique à peu près inusitée. On acquiert en auscultant, soit en avant, soit sur les côtés du cartilage cricoïde, plus d'une notion utile, mais malheureusement impossible à dénommer.

Il en est des bruits laryngés comme des pulsations cardiaques sans souffle, si diversement timbrées et qu'il importerait tant de distinguer, mais qu'on ne réussit pas à classer faute d'attacher un nom compréhensible à chaque espèce ou à chaque variété.

En regard de la pectoriloquie, Laennec place ce qu'il appelle la bronchophonie accidentelle qui en différerait parce que la résonance plus diffuse semble s'étendre au loin, que la voix traverse rarement le cylindre et que son timbre a quelque chose d'analogue à celui d'un porte-voix.

Si sobre que je sois de citations, j'ai rapporté presque textuellement ce passage pour montrer combien sont confuses les données relatives à la transmission de la voix au travers du thorax. La pectoriloquie qui sert de type ne serait distincte qu'à la condition d'être parfaite ; « si elle est incomplète, on ne la distingue plus de la bronchophonie qu'à l'aide des signes tirés de l'endroit où elle a lieu, des symptômes généraux et de la marche de la maladie. »

Ce qui était vague en 1826 l'est encore aujourd'hui.

L'observateur aurait tort d'exagérer la valeur d'une donnée stéthoscopique ainsi flottante. Il peut la rendre plus explicite en étudiant les accessoires. Pectoriloquie et bronchophonie ne représentent qu'un des éléments ou un des moments de l'auscultation ; en dehors d'elles on entend une inspiration et une expiration qu'elles ne masquent pas complètement et qu'on retrouve d'ailleurs dès qu'on a fait taire le malade. C'est à la respiration, dont j'ai dit et redit qu'on devait toujours tenir compte, qu'il faut emprunter ses meilleures informations. Soufflante ou non, rugueuse ou douce, lointaine ou superficielle, elle change la signification du retentissement de la voix.

La topographie a également une importance sur laquelle il serait inutile d'insister parce qu'on ne la néglige jamais ; l'étudiant le moins expérimenté éprouve une sorte de tendance instinctive à limiter le champ des résonances vocales, tandis qu'il omet de circonscrire les bruits respiratoires moins évidents et se borne à leur assigner des *maxima*.

Quant au timbre, personne n'ayant réussi à en donner même un aperçu, il serait sans avantage d'en parler, disons seulement que la bronchophonie et la pectoriloquie, la première surtout, à ses moindres degrés, peut prendre le timbre chevrotant.

Toute la technique relative aux résonances vocales offre de grandes difficultés, je les ai signalées non pour décourager les étudiants, mais pour les exciter, à défaut de notions transmissibles, à acquérir une expérience personnelle.

On a étudié depuis un petit nombre d'années un mode de retentissement de la voix, inconnu à Laennec, découvert par Bacelli qui en avait fait une application plus que contestable et désigné sous les noms de voix muette, voix basse, voix éteinte.

Il s'agit d'ausculter, pendant que le malade articule, comme s'il voulait ne pas être entendu, le même chiffre de trente-trois. La voix est alors presque toute gutturale, les lèvres sont à peine mobiles et les variations imprimées à la langue et par elle à la capacité de la cavité buccale réduisent l'articulation des mots à son minimum.

Ce signe, car le nom de signe est ici justement applicable, ne saurait être trop recommandé, on ne se dispensera, dans aucune occasion, de l'auscultation de la voix basse, en notant, comme toujours, son timbre délicat à percevoir et son intensité.

Quand la voix muette retentit nettement et que, par contre, le retentissement de la voix haute reste indistinct, qu'est-on autorisé à conclure de ce désaccord? Le fait, bien constaté, attend encore son interprétation.

Les préceptes techniques qui viennent d'être indiqués n'appellent ni conclusions, ni résumé.

Il faut, pour en tirer profit, les retenir comme on fait des règles d'une grammaire ; travail ingrat, mais sûrement récompensé.

Peut-être ceux qui en auront profité me sauront-ils quelque gré d'avoir accompli le travail non moins ingrat de réunir et de formuler ces conseils.

961-80. — Corbeil. Typ. et stér. Crété.

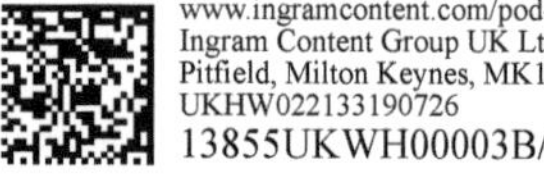

www.ingramcontent.com/pod-product-compliance
Ingram Content Group UK Ltd.
Pitfield, Milton Keynes, MK11 3LW, UK
UKHW022133190726
13855UKWH00003B/1123

9 782013 592475